ConnectDoor -

Zugang zu einer anderen Dimension

Die Macht der Gefühle

Ulrich Kübler
Inge Friedrich
Bernd Laudenbach

Bibliografische Information der Deutschen Nationalbibliothek
Die Deutsche Nationalbibliothek verzeichnet diese Publikation
in der Deutschen Nationalbibliografie, detaillierte
bibliografische Daten sind im Internet über http://dnb.dnb.de
abrufbar:

© 2014 Ulrich Kübler, Inge Friedrich, Bernd Laudenbach

Herstellung und Verlag

BoD – Books on Demand, Norderstedt

ISBN 978-3-7357-8011-9

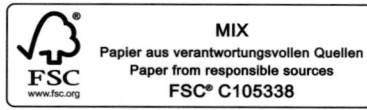

Diese Informationen sind für Menschen,

- ∞ die bereit sind, Eigenverantwortung für Gesundheit, Fühlen, Denken und Handeln zu übernehmen,
- ∞ die Verbindungen zu inneren Realitäten und inneren Ursprüngen ihres Selbst hervorrufen möchten,
- ∞ die an Maßnahmen gegen die Versklavung des menschlichen Bewusstseins interessiert sind,
- ∞ die neugierig darauf sind, Unbekanntes für sich bekannt zu machen,
- ∞ die für sich selbst entscheiden wollen, welche Optionen für sie von Vorteil sind.

6

Vorwort

Kann es möglich sein, dass die Menschen auf der Erde einfach vergessen haben, was alles möglich ist? Kinder bis etwa 3 Jahre haben diese Möglichkeit noch, später wird es ihnen abgesprochen, abtrainiert und verkümmert! Wie könnten Menschen ihr eigenes Leben, ihre eigene Realität gestalten? Das Zauberwort heißt „Zaubern".
Jeder Mensch trägt die Veranlagung in sich, seine sämtlichen Gehirnteile zu nutzen und nicht nur sein Großhirn als Sitz der Persönlichkeit, des „Ichs", zu favorisieren, als wäre es das einzig Wahre.
So wie die Besatzung der Titanic nur den sichtbaren Teil des Eisberg wahrnahm, sind sich die meisten Menschen nur ihres physischen Körpers bewusst und definieren sich darüber.

Langsam machen sich auch die Mediziner Gedanken über eine weitergehende Sichtweise, und die Quantenphysik bemüht sich um Aufklärung. Die Erkenntnis macht sich breit, dass es viel mehr im Universum gibt und viel mehr Möglichkeiten bestehen, auf das Universum einzuwirken.

Das weltweite Internet vernetzt sich mit menschlichem Bewusstsein?

Hollywood hat skurrilste Science-Fiction-Abenteuer dieser Thematik auf die Leinwand gebracht.
Durch www.connectdoor.de betreten wir eine Ebene, die Dinge ermöglicht, die bisher nur im Kino und in unserer Phantasie real waren.
Haben wir Mut und nutzen unsere Tollkühnheit zusammen mit dem Zauberer Cen-Tooh, unser Leben neu zu begreifen!

8

Inhaltsverzeichnis

Cen-Tooh, der Sanftmütige	11
Wie der Mensch funktioniert	13
Auf der Erde	15
Zellrezeptoren und Gefühls-Chemie	17
Fresszellen	21
ADS/ADHS	23
Elektrisches Gehirnprogramm	27
Cobimax-Bilder mit Wirkung	31
Liebe, Selbstliebe	33
Angst	37
Zellernährung durch Gefühls-Chemie	41
Zaubern lernen	43
Was zaubert denn da?	45
COBIMAX-Anwender	53
Kontaktdaten	55

Cen-Tooh, der Sanftmütige

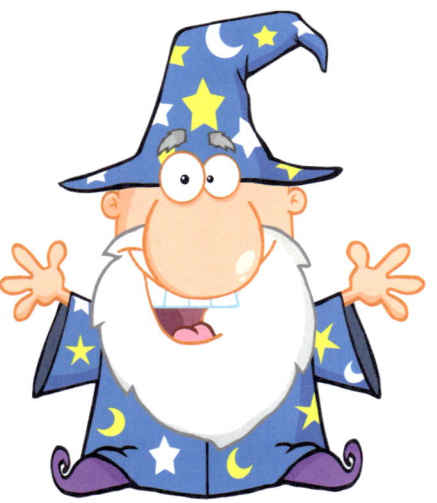

Mein Name ist Cen-Tooh, der Sanftmütige.
Manche nennen mich auch einfach „Kleiner Zauberer".
Ich komme aus einem weit entfernten Universum und sehe es als meine Aufgabe, den Menschen näher zu bringen, wie sie funktionieren.
Denn trotz großartiger Schulen, Ausbildungen und Studien verstehen die Menschen die einfachste Sache ihrer Funktionsweise nicht.

In meinem Universum haben wir einen anderen Blickwinkel auf Geschehnisse und Gegebenheiten unserer eigenen Vergangenheit, Gegenwart und Zukunft und die der Wesen von anderen Universen, denen wir begegnen.

Gedanken, Gefühle und Visionen werden hier in ihrer Auswirkung auf die physische Realität unmittelbar erlebt, was mitunter als unangenehm empfunden werden kann. Das hat aber immer ein konstruktives Ergebnis.

Achtung! Für Wesen aus fremden Universen, wie Du eines bist, können sich spürbare Dinge ereignen, die jeder in seiner Realität anders empfindet.

Zeit spielt in meinem Universum eine andere Rolle als bei Dir zu Hause.

Wenn Du Interesse hast, sprechen wir Themen an, die auch in anderen Welten vorkommen und ich zeige Dir, wie wir diese bei uns lösen können. Es handelt sich hierbei nicht um

Affirmationen oder Gebete, wie Du sie kennst.
Doch dazu später mehr.

Emotionen gehören für Dich zum Leben und wie Wissenschaftler bereits herausgefunden haben, beeinflussen sie in starkem Maße Deine Handlungen und Ansichten. Durch meine Zauberkräfte kannst Du nun dafür sorgen, dass bestimmte Emotionen, die Dich belasten, leichter verarbeitet werden können. So kann deren destruktive Kraft verringert werden oder sogar verschwinden und in die jeweils konstruktive Seite transformiert werden.

Wenn Du ein emotionales Thema anwählst, findest Du die konstruktive Formulierung dann neben meinem Bild in grüner Schrift. Ich habe Dir eine Reihe von Emotionen im Internet unter www.connectdoor.de aufgeschrieben. Mein Rat: Gehe eine Emotion nach der anderen durch, auch wenn Du glaubst, bei manchen keinerlei Probleme zu haben. Mir selbst ist es so ergangen, dass ich mich ganz hübsch finde, nun ja, meine Nase ist ein bisschen dick, aber die brauche ich ja, damit Du draufdrücken kannst. Beim Erstellen der Seite „Ich bin hässlich" kamen bei mir heftige Reaktionen! Ich musste ständig gähnen. Da war doch tief in meinem Inneren noch Zweifel an meiner Schönheit! Nach täglichem Wiederholen verschwanden die Reaktionen und nun gefällt mir sogar mein Foto.

Um mich zu besuchen, musst Du kein Raumschiff besteigen. Auf der Erde habe ich Menschen getroffen, die ebenso zaubern können wie ich. Sie haben als mein Terra-Außenposten eine Internetseite für mich aufgebaut, auf der Du umgehend mit mir Kontakt aufnehmen und Deine Probleme ansprechen kannst.
www.connectdoor.de ist der Zugang zu meiner Dimension. Aber Vorsicht! Diese Dimension sollte nur von mutigen Besuchern betreten werden!
In meinem Universum laufen die Uhren anders, hier herrscht eine andere Zeit. Deine Gedanken können sich blitzschnell

verwirklichen.

Also pass auf, was Du denkst, wenn Du herumspazierst in meinem Universum, in dem scheinbar Unmögliches einfach möglich sein kann.

Den Medizinmännern auf der Erde will ich mit meinen Ausführungen nicht auf die Füße treten. Im Gegenteil! Wäre es nicht besser, alle Menschen würden sich selbst besser verstehen und endlich begreifen, was sie sich mit all ihren Streitereien, ihrer Unzufriedenheit, Eifersucht, ihrem Hass und ihrer Angst antun?

Dies soll in keinster Weise eine wissenschaftliche Abhandlung werden. Ich möchte in einfachen Worten, für jeden verständlich, die Wirkungsweise von Gedanken und Gefühlen / Emotionen in den menschlichen Körpern erklären, und wie dies Einfluss auf das ganze Leben hat.

Ich empfehle daher jedem, erst einmal nachzudenken, welche Gedanken im Gehirn förderlich sind und dann, ob es sich lohnt, seinen Chemiekreislauf anzuschieben, um Ärger oder andere Emotionen zu erleben. Gesünder wären konstruktive Gedanken und Gelassenheit. Denn alles, was Du denkst und aussprichst, wird früher oder später zur Realität. Das Universum funktioniert so. Und wenn Du es schaffst, dass konstruktive Gedanken und Gelassenheit in Deinem Leben Priorität haben, ist das fast wie Zauber.

14

Auf der Erde

„Ich bin das, was ich denke, was ich fühle! Denn das, was ich denke und fühle, kontrolliert meinen Zellstoffwechsel, meine Gene und hat somit Einfluss auf MEINE GESAMTE GESUNDHEIT!"

Dieser Satz hat mich auf den Erdenmenschen Bernd Laudenbach aufmerksam gemacht.
Dieser Satz beinhaltet genau das, was ich versuche den Menschen zu vermitteln.

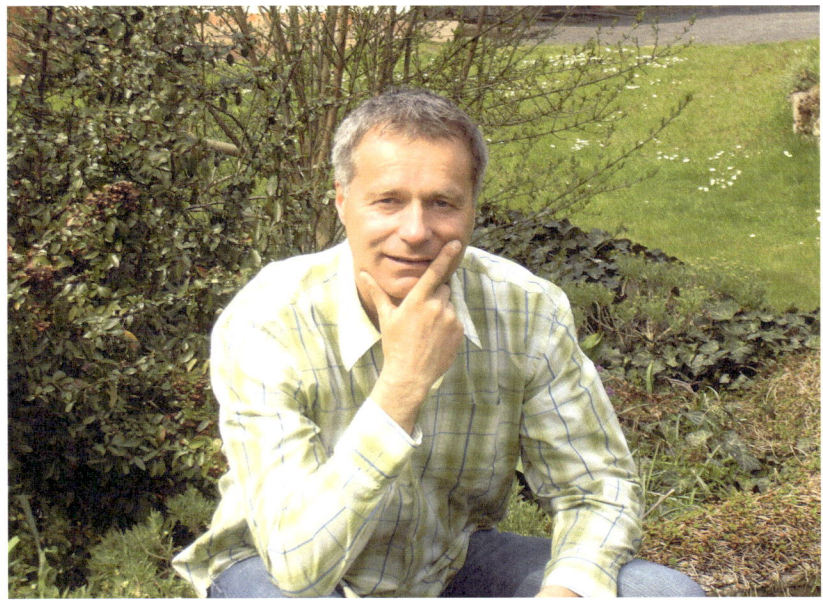

Bei einem Treffen erfuhr ich Folgendes:
Bernd Laudenbach suchte seit seinem 9. Lebensjahr nach einer vereinheitlichenden Sprache, die alle Menschen sprechen. Gibt es eine Sprache, die vollkommen ohne Verbalik auskommt?

Jahre später lag er nachts schlafend in seinem Bett. Im Traum, der ihm äußerst real erschien, schwebte er an der Zimmerdecke und sah sich neben seiner Frau liegend. Sein erster Gedanke war, so sieht es aus, wenn man stirbt. Im nächsten Moment fühlte er sich wie von einem Gummiband durch einen beleuchteten Tunnel gezogen und fiel auf Wüstensand. Zwei Aborigines kamen auf ihn zu, blickten ihm tief in die Augen und zeichneten mit feinen Stöckchen Zeichen auf seine Beine. Blut tropfte in den Sand. Kurz darauf wurde er wieder durch diesen Tunnel zurück in seinen Körper gezogen, was mit lauten Geräuschen verbunden war. Er wachte auf und blutete aus Ohren und Nase. Dies geschah insgesamt drei Mal in fünf Nächten.

Erst eineinhalb Jahre später begriff er, was diese Zeichen bedeuten: Es war die von ihm gesuchte Kommunikation, die alle Lebewesen verstehen.

Herausgefunden hatte er in seiner eigenen Forschungsarbeit, wie diese Kommunikation funktioniert, wie diese anzuwenden ist und baute daraus seine Kommunikations- und Therapieform COBIMAX auf.

Bernd Laudenbach zeigt in diesem Buch einige Bilder-Themen in seiner Zeichensprache.
Das Betrachten geschieht auf eigene Verantwortung.

Es sei hier noch einmal darauf hingewiesen, dass auf der Erde für den medizinischen Laien diese Methode weder Arzt noch Heilpraktiker ersetzt und niemals zum Absetzen von Medikamenten auffordert!

Auf meine Frage, wie er die Funktionsweise der Menschen versteht, bekam ich von ihm eine ausführliche Erklärung:

Zellrezeptoren und Gefühls-Chemie

„Auf der Oberfläche einer menschlichen Zelle befinden sich zwischen 1.000 bis 10.000 Zellrezeptoren. Auf der Zellmembran im Äußeren und zum Teil im Inneren, im Bereich des Zellkerns sind Gebilde, die die Aufgabe haben, alle Nährstoffe, Signalstoffe, Hormone, die die Zelle im Inneren braucht, aufzufangen und entweder bis zur Zellmembran weiterzuführen oder auch durch die Zellmembran hindurchzuführen. Das ist die Aufgabe der Zellrezeptoren.
Einige Zellrezeptoren haben, ganz einfach gesagt, die Aufgabe, z.B. Calcium aufzunehmen.

Ein Calcium-Rezeptor ist auch so gebaut, dass er tatsächlich nur Calcium-Atome und nichts anderes aufnehmen kann. Zumindest denken wir das so.

Die Nährstoffe oder Hormone, die durch die Blutbahn an die Zelle herankommen und dann von den diversen Rezeptoren aufgenommen werden, diese Zellrezeptoren funktionieren nach dem Schlüssel – Schloss - Prinzip. Das wiederum heißt, das Calcium-Atom, was in die Zelle möchte, kann nur eine solche Form haben, die in den Rezeptor passt.
Jetzt haben wir aber noch weitere 1.000 bis 10.000 Rezeptoren, die die unterschiedlichsten Hormone, Nährstoffe, Vitamine, Enzyme, Elektrolyte, alles Mögliche aufnehmen.
Der Hypothalamus, eine kleine Drüse im Mittelhirnbereich, hat viele biologischen Aufgaben im Körper. Er bildet u.a. sogenannte emotionale Neuropeptide. Im Klartext, ohne Fachchinesisch: Gefühlshormone.
Wenn Ihr z.B. eifersüchtig seid und das chemisch fühlt, wird das Gefühlshormon im Hypothalamus gebildet, über die Blutbahn weitergeleitet und von einem Rezeptor aufgenommen. Nun habt Ihr allerdings, wenn Ihr auf die Welt kommt, kaum einen Rezeptor für Eifersucht, kaum einen Rezeptor für Zorn, Wut, Hass.

Wenn ein Gefühlshormon das erste Mal in die Zelle hineinkommen will, muss es seine Form einem Zellrezeptor anpassen. Hinein kommt es ja nur über diese Schleusen, über diese Zellrezeptoren. Der Rezeptor, der wirklich am leichtesten zu knacken ist, ist der Calcium-Rezeptor. Sehr viele sich destruktiv auswirkende Emotionen, chemisch ausgedrückt als Gefühlshormone, nehmen dann über solche Zellrezeptoren, z.B. Natriumrezeptor, Calciumrezeptor, Phosphorrezeptor, Vitaminrezeptor, Eingang. Sie verändern dann ihre molekular-geometrische Struktur so, dass sie exakt z.B. einem Calciumatom ähneln und dort eindringen können.

Nach 2-3maliger Wiederholung passiert folgendes: Der Zellrezeptor, der ursprünglich Calcium aufgenommen hat, wird so modifiziert, sprich verändert, dass er plötzlich kein Calcium mehr aufnehmen kann, aber dafür das Gefühlshormon z.B. Eifersucht. Die Zelle innen drin sagt: *Ich brauche Calcium ohne Ende, mein Nucleus, mein Kern, braucht Calcium, um nervale Verbindungen herstellen zu können. Wenn Du Mensch da außen mir jetzt kein Calcium gibst, dann brauche ich wenigstens Fast-Food.* Fast-Food ist das Gefühlshormon. Die Zelle würde ohne das Calcium oder Magnesium absterben, weil das Gefühlshormon inzwischen die Zellrezeptoren so modifiziert hat, dass nur noch dieses Gefühlshormon eintreten kann. Die Zelle diktiert dem Menschen nach außen hin: *Du musst jetzt eifersüchtig sein, weil ja anstatt Calcium nur das Gefühlshormon Eifersucht hereinkommt.*

Versteht Ihr das? Die Zelle ernährt sich plötzlich über ein Gefühlshormon und nicht mehr über einen Nährstoff. Dies ist völlig zwanghaftes emotionales Denken und Handeln, wobei die Zelle dem Menschen nach außen hin aufdiktiert, wie er sich verhalten muss. So funktioniert diese chemische Realität. Ihr bekommt von der Zelle sogenannte Messenger-Peptide, Botenstoffe, zurück ans Gehirn und die melden dann: *Wir brauchen Eifersucht, weil die Zellen sonst verhungern!*
Weil wir viel zu wenig aufgeklärt sind, wie Emotionen

tatsächlich auch chemisch und elektrisch funktionieren und wie sie Zellfunktionen verändern, kommt es dazu, dass wir Situationen kreieren, um emotionales Fast-Food zu produzieren, damit wir uns ernähren können.

Die Emotionen erschaffen wir nicht, weil uns einfach danach ist, sondern weil unsere Zellen entsprechende Ersatz-Emotionen als Gefühlshormon anfordern. So mächtig ist die Zelle und das ist ja nicht nur eine Zelle, sondern Millionen von Zellen, die dann so agieren müssen, weil wir sie süchtig gemacht haben. Dann aber ist es so, dass es mit unserem freien Willen nicht mehr weit her ist. Dann nämlich sagt die Zellchemie, wo es langgeht, auch emotional langgeht.

Die für uns wirklich wichtige Nachricht bei diesem Vorgang ist, dass die Emotion in dem Moment, in dem ein Gefühlshormon den Rezeptor passiert, sprich verändert, nicht mehr nur Unterhaltungswert sondern Nährwert hat.

Ab diesem Moment wird es Bakterien, Viren, Pilzen erst ermöglicht, an einen Zellrezeptor anzudocken. Das Gefühlshormon muss an Stelle von Calcium, Magnesium, Phosphor, Vitaminen, Enzymen deren Nährstoff-Funktion übernehmen, kann es aber niemals ersetzen. Die Gefühlshormone bringen uns in entsprechende Situationen, damit wir uns ärgern können, fürchten können, eifersüchtig sein können u.ä.

Dieser Mechanismus, der technische Vorgang gilt für alle tief oder oft empfundenen Emotionen, auch für Alkohol, Nikotin und alle Drogen. Es besteht eine Sucht.

Was passiert mit den Nährstoffen, die nicht mehr in die Zelle hineinkommen, weil die Zellrezeptoren defekt sind? Sie lagern sich um die Zelle ab, werden fettummantelt, damit sie nicht toxisch werden und toxisch wirken. Und nun kommt unser Immunsystem mit seinen Fresszellen ins Spiel.

Fresszellen

Aufgrund einer Überladung von Nährstoffen außerhalb der Zellen, ist das erste Vorgehen des Körpers so, dass er Fresszellen vorschickt, die normalerweise die Aufgabe haben, Zellteile, Gifte, Bakterien, Zelltrümmer weg zu fressen.
Kupffersternzellen in der Leber, Histiozyten im Bindegewebe und wie sie alle heißen, diese ganzen Fresszellen werden ja im Knochenmark hergestellt. Dort werden sie als Monozyten aufgebaut, so eine Art Stammzellen, die sich dann erst differenzieren, wenn sie an Ihren Einsatzort kommen.

Wenn die ganze chemische Last um die Zelle herum zu groß ist, kommen die Fresszellen und fressen den Müll weg. Wenn wir nicht aufhören mit unserem chemischen und emotionalen Müll, kommen sie mit diesem Müllberg nicht mehr klar, sie sind überfordert. Dann signalisieren die gesunden Zellen: *Schnellere Produktion der Fresszellen!*

Die Fresszellen werden tatsächlich schneller gebildet und schneller als normal aus dem Knochenmark entlassen. Sie kommen dorthin, wo sie fressen müssen. Aber wir haben hierbei ein riesengroßes Problem: Die Fresszellen selbst sind zwar ausgebildet, komplett ausgebildet, um fressen zu können, das ist ja ihre Hauptaufgabe, aber sie besitzen noch keine Zellrezeptoren, um unterscheiden zu können, was ist Freund und Feind. Deshalb fressen sie auch körpereigene Substanz auf.
Völlig abgefahren, aber das eigene Immunsystem richtet sich gegen uns selbst, weil wir von unseren Emotionen nicht loslassen. Ganz traurig, aber das ist leider so.

Es ist ganz traurig, wenn die Leute erfahren, dass sie eigentlich Mitverantwortung an ihrer Krankheit tragen. Niemals Schuld, ich würde das niemals als Schuld bezeichnen, aber das Problem ist ganz einfach. Leider wird heute dem Menschen noch zu wenig verständlich gemacht, dass seine

Emotionen, seine Gedanken, gerade seine Permanent-Gedanken sehr, sehr viel auf die Zellelektrizität und Zellchemie einwirken.

Mit unserer Methode COBIMAX können wir direkt in diesen Gefühlskreislauf eingreifen und mit einigen Befehlen und Abfragen die defekten Zellrezeptoren neu konfigurieren. Fehlfunktionen im Körper, die durch diesen Zellrezeptoren-Missbrauch ausgelöst wurden, können wieder korrigiert werden.

Was passiert, wenn die Zelle den ursprünglichen Nährstoff doch wieder aufnehmen kann?
Die Nährstoffe sind wesentlich besser als die Gefühlshormone und es besteht für die Zelle kein Bedarf mehr, emotionalen Zwang auf das Gehirn auszuüben.

Über die Kommunikations- und Therapiemethode COBIMAX berichte ich später.

ADS/ADHS

Ich möchte nun noch in andere Dinge eintauchen, die uns von Jahr zu Jahr immer mehr betreffen: ADS / ADHS, Aufmerksamkeitsdefizitsyndrom und Aufmerksamkeitsdefizit-Hyperaktivitäts-Syndrom.
Es gibt sehr viele Theorien darüber und Cobimax gibt jetzt auch seine Theorie hinzu.
Die Theorie lautet folgendermaßen: Wir wissen, dass einige betroffene Kinder andauernd verbal und auch körperlich total schräge Dinge tun. Sie tun ganz außergewöhnliche Dinge und sie bringen dadurch sich und ihr Umfeld, ihre Familie in eine richtige emotionale Zwangslage. Diese Kinder oder Erwachsenen sind vollkommen schräg drauf. Sie äußern Dinge, wie: *Leck mich doch am Arsch!* oder sie schlagen um sich, schlagen auf den Tisch, stören völlig unbegründet.
Und wenn die Kinder das getan haben, wissen sie genau, was sie getan haben, sie wissen auch, dass es nicht richtig war, was sie getan haben und sie entschuldigen sich oftmals auch.

Ich möchte zurückgehen auf die Information, die ich Euch vorhin über die Zellrezeptoren auf der Zellmembran gegeben habe. 1.000 bis 10.000 Stück haben wir. Denkt daran, die stärksten destruktivsten emotionalen Neuropeptide entstehen durch Angst, Hass und Panik beispielsweise. Diese Gefühlshormone können Zellrezeptoren so manipulieren, dass über Generationen diese manipulierten Zellrezeptoren, hypoaktive oder hyperaktive Zellrezeptoren, genetisch weitergereicht werden.
Diese Menschen, die Angst und Panik im stärksten Ausmaß erlebt haben, haben dieses Trauma entsprechend in der Genetik gespeichert und diese Traumata werden über Generationen weitergereicht.

Die Kinder, die diese Zwangshandlungen durchführen, sind so dermaßen unterernährt, weil deren Zellrezeptoren von Geburt an schon so zerstört sind, dass sie sich nur noch über emotionale Neuropeptide ernähren können. Von Geburt an sind sie gezwungen, bestimmte emotionale Zwangshandlungen ausführen zu müssen, um die Zelle zu ernähren. Und wenn Ihr wissen wollt, wie sich ein Mensch fühlt, der ADS/ADHS hat, dann esst und trinkt 3 Tage gar nichts. Ihr schafft noch nicht mal einen Tag. Diese armen Menschen müssen ihr ganzes Leben lang damit auskommen. Über diese Zwangshandlungen, die traumatisch in der Genetik gespeichert sind, müssen sie immer wieder ihre Zellen ernähren. In dem Moment, wo sie die Handlung gemacht haben, wissen sie genau, was sie gemacht haben und sie entschuldigen sich bei ihrem Umfeld. Aber diese Menschen sind zellulär am Verhungern. Dieses Programm müssen sie hervorrufen, um sich zu ernähren.

Wir Cobimax-Anwender korrigieren die Zellrezeptoren, Zellrezeptor für Zellrezeptor und ermöglichen so den dringend benötigten Nährstoffen in die Zellen zu gelangen.
Die Verwunderung der Hilfesuchenden ist immer groß: *Was haben Sie gemacht? Sie haben doch gar kein therapeutisches Gespräch geführt und auf einmal ändert mein Kind sein Verhalten. Es wird anders, es passt auf einmal auf, es kann sich konzentrieren, es kann ruhig dasitzen!*
Das alles nur, weil wir dem Kind die Möglichkeit gegeben haben sich wieder von Nährstoffen wie Mineralien, Vitaminen, Enzymen etc. zu ernähren. Ganz einfach.
Selbstverständlich spielt auch noch die Zusammensetzung von Lebensmitteln eine Rolle. Süßigkeiten und Zucker verstärken das Problem noch."

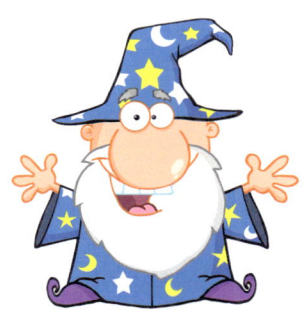

Auf www.connectdoor.de habe ich für Euch vorbereitet:

Mineralien mit der Regeneration der passenden Zellrezeptoren
Vitamine mit der Regeneration der passenden Zellrezeptoren
Bausteine des Lebens, Aminosäuren und Rezeptoren

**Auch für jedermann
als Frühjahrs- und Herbstkur bestens geeignet!**

Elektrisches Gehirnprogramm

„Die Gefühle werden nicht nur vom Hypothalamus als Gefühlshormone gebildet, sondern auch von der Epiphyse als elektrisches Signal im Körper hervorgerufen.

Hierzu eine Geschichte:

Eine junge berufstätige Frau war 2 Wochen auf Geschäftsreise und kommt unangekündigt früher nach Hause. Sie schließt die Haustür auf, hört ganz komische Geräusche und geht diesen Geräuschen nach in Richtung Schlafzimmer. Das hört sich an wie ein Pornofilm. Sie macht die Türe ganz leise auf und da drin, ich sag jetzt einfach mal nur, geht die Post ab. Stellt euch die Situation vor: Ihr Mann, den sie liebt, vergnügt sich im Schlafzimmer mit einer anderen Frau. Bis jetzt hat sie ihn sehr, sehr geliebt.
Er hat mehr gezählt als ihr eigenes Leben und dieser Mann verursacht momentan ein Gefühl, das auch elektrisch über die Epiphyse gebildet wird. Dieses Gefühl wird jetzt, von der Tiefe her, enorm stark ausgelöst. Wenn sie jetzt nämlich den Mann sieht, wie er sich mit einer anderen Frau vergnügt, dann kommt zu dem Thema „Liebe" noch „Enttäuschung" hinzu. Es wird auch gleichzeitig assoziiert, das heißt, es wird synaptisch verschaltet.
Jetzt passiert folgendes: Dieses wirklich sehr tiefe Empfinden eines Gefühls, in diesem Fall destruktiven Gefühls, führt sofort dazu, dass bei der jungen Frau ein neues Programm im Gehirn angelegt wird. Sie schaltet ein neues Programm, dass sie ab sofort Liebe mit Enttäuschung assoziiert, sprich verknüpft.

Wenn diese junge Frau nach einiger Zeit wieder auf Partnersuche geht, wird sie unbewusst einen neuen Partner genau nach diesem neuen assoziativen Programm aussuchen, den sie zwar liebt, der sie aber wieder enttäuschen wird.

Genau so denkt das Gehirn: *„Ich suche mir den heraus, genau den, der dieses Programm wieder in mir aktiviert, weil es Programm ist."*

Ihr müsst extrem aufpassen, wenn Ihr unter einem emotionalen Sturm leidet, was Ihr in dem Moment gerade denkt, denn das wird als Lernaufgabe verstanden. Das Gehirn denkt, wenn Ihr emotional seid, muss es etwas lernen. In diesem Fall: Liebe verknüpft mit Enttäuschung. Ab diesem Zeitpunkt wird das Gehirn nie mehr die reine Liebe generieren. Es gibt viele konstruktive Gefühle, die wir aufgrund des Lerneifers unseres Gehirns mit anderen Gefühlen verknüpfen.

Wenn wir Cobimax-Anwender bei solchen Leuten eine chemische Sucht oder ein elektrisches Programm erkennen, können wir eingreifen und Programme löschen. Das hilft besser als 10.000 Worte.

Noch ein Beispiel : In meinem „Erfolgs-Programm" ist eine Abfrage enthalten, die lautet: *Der Erfolg meines Zukunfts-Planens und – Handelns ist ausschließlich mit Erfolg vernetzt.* Ihr fragt Euch, was das bedeuten soll? Es hört sich an wie doppelt ausgesprochen. Halt! Stopp!

Angenommen, Ihr seid erfolgsorientiert und Ihr seid erfolgreich. Habt Ihr aber einmal Misserfolg, dann passiert das Gleiche wie mit der Frau, die vor dem Abgrund ihrer Beziehung steht.

Der Misserfolg ist für Euch ein solches emotionales Desaster, dass Euer Gehirn zukünftigen Erfolg mit Misserfolg verknüpft. Das Gehirn kennt nicht positiv und negativ, für das Gehirn ist die Gefühlstiefe, Gefühlsintensität entscheidend. So passiert es, dass wir uns auf Erfolg fokussieren und trotzdem Misserfolg ernten.

Cobimax-Anwender können dies löschen mit einfachen Sätzen, wie *„Mit Misserfolg vernetzter Erfolg", „Mit Versagen* *vernetzter Erfolg", „Der Erfolg meines angestrebten Zieles ist ausschließlich mit Erfolg vernetzt."*

In jedem Menschen stecken Desaster, Gutes, Schönes, Fatales, weil Ihr es oft genug „flach" von der Intensität her erlebt habt oder einmal richtig intensiv erlebt habt und dann wird es als Programm etabliert. Eure Lebenssituation spiegelt nichts anderes wider, als das, was Euer Gehirn als Programme gespeichert hat. Euer Wachbewusstsein ist nur ein einfaches einstudiertes Programm. Ihr müsstet nur sagen: Was will ich denn morgen früh für ein Programm? Wenn Veränderung im Gehirn vollzogen ist, werdet Ihr erleben, wie sich in weniger als 24 Stunden Dinge verändern, auf die Ihr Jahre vorher mit allen Mühen hin gearbeitet habt.

Zur Veränderung gehört Willenskraft!
Wie viel Prozent unseres Gehirns werden genutzt? 3 - 5 % werden genutzt und ausschließlich durch Emotionen bedient. Wenn Ihr Willenskraft benutzt, sind das die restlichen mindestens 95 %. An die kommt Ihr aber nicht über Emotionen heran. Je mehr Emotionen Ihr reduziert, um so mehr Einfluss bekommt Ihr auf Eure Realität. In jeder Sekunde des Wachseins sollte die Aufmerksamkeit in eine konstruktive Richtung gelenkt werden. Euer Aufmerksamkeitsfokus ist der Schlüssel für Eure Lebenssituation.

Es ist nicht damit getan, dass Ihr 20 Minuten meditiert, Ihr müsst Neues ins tägliche Leben einbauen. Auch wenn es schwierig erscheint, kommt Ihr nur so von alten Mustern ab.

Hinter Spiritualität steht ein fester Wille, um Dinge durchzusetzen.

Schöpferkraft: Gott, der göttliche Gedanke, das göttliche Bewusstsein ist der Antrieb hinter Allem. Es beurteilt nicht nach Gut oder Böse. Es beurteilt nur: *Erschaffe etwas in Deinem Leben. Ich will etwas erleben durch Dich.* Und wenn Ihr Eure göttliche Schöpferkraft in Euer eigenes Leiden hineinlegt und nicht aus diesem Schmerz und Leid herauskommt, dann deswegen, weil es sagt: *Das machst Du aber gut, Du unterstützt uns in dem tiefsinnigen Ergründen von Schmerzen, Leid und Krankheiten.* Es ist inzwischen gelangweilt von Euren Krankheiten, von Eurem Schmerz und Leid. Je mehr Ihr aus alten programmierten Emotionen herausfindet, umso mehr Einfluss bekommt Ihr über die restlichen 95 % Gehirnmasse. Das ist Spiritualität. Ihr müsst es aber auch praktizieren!"

COBIMAX-Bilder mit Wirkung

„Die in den Bildern erkennbaren Zeichen entsprechen keiner bekannten Schrift oder Verbalsprache. Gleichwohl stehen diese Zeichen aber für die Übermittlung und Verarbeitung von Daten aus einer optionalen potenten Zukunft des Bildbetrachters. Dem Wachbewusstsein völlig unverständlich, richtet sich der Inhalt dieser Schriftzüge einzig und alleine an das im Kleinhirn agierende Unterbewusstsein. Dieses Unterbewusstsein sieht uns selbst, also den Bildbetrachter, als seine Vergangenheit an. Die Arbeitsfrequenz dieses Unterbewusstseins liegt im Bereich der Ultraviolettlicht-Frequenzen, die gleiche Frequenz, in der die Schriftzüge der dynamisch intelligenten Bilder agieren. Somit eröffnet sich mit diesen kommunikativen Bildern die Möglichkeit, unseren Körper wie gleichsam unsere Emotionen, durch die Kontaktaufnahme zum eigenen Unterbewusstsein konstruktiv zu beeinflussen.
Einerseits können wir das Bild mit unseren Augen betrachten und den Inhalt des Bildes visuell aufnehmen. Andererseits besteht die Möglichkeit, das Bild mit den Händen zu „sehen": Durch bloßes kurzes Betasten des Bildes übermittelt sich der ans Unterbewusstsein des Betrachters gerichtete Bildinhalt.

Diese Bilder durchbrechen kontrollierende Barrieren und psychische Begrenzungen, die das Wachbewusstsein aus Gründen der Angst und Unwissenheit errichtet hat. Vor vielen Jahrtausenden, als die Menschheit noch nicht der schlimmsten Krankheit, des Intellekts, erlag, war es jedem Menschen möglich, sich mit sich selbst und mit jedem anderen Menschen in dieser mächtigen Sprache zu unterhalten.
Die cobimaximierte „Sprache" ist die Kommunikationsform des Nichtangepassten und Nichtzivilisierten in uns selbst. Dieses Sprachsystem trägt in sich eine unterbewusste Form der Selbstkontrolle darüber, was als Information zum Empfänger weitergeleitet und verarbeitet wird. Eine vorsätzliche oder ungewollte Manipulation zum Schaden des Bildbetrachters ist unmöglich. Jede Bildnachricht wird mit dem geringsten

Energieaufwand, aber dem größten Nutzen für den Bildbetrachter durch den Bildbetrachter erarbeitet.

Die Original-Bilder zeigen die Ursprungssprache von COBIMAX mit unterschiedlichen Themen zu Emotionen und ihrem mitunter schädigenden Einfluss auf unsere Gesundheit, die beim Betrachter körperliche Reaktionen auslösen können. Diese Reaktionen beinhalten aber auch gleichzeitige Korrekturmaßnahmen.

So einzigartig und individuell jeder Betrachter ist, können dem entsprechend, je nach Problemen, vielfältige Reaktionen auftreten. Angefangen bei starker Müdigkeit bis hin zu mehrminütigem Tiefschlaf, häufigem und tiefem Gähnen, Ameisenkribbeln bis Taubheitsgefühle einzelner Gliedmaßen, Blähgefühle im Bauchbereich, Wärme, Kälte, Schwindel, Kopfschmerzen, Migräne, völlige Schwere bis hin zum nicht mehr Anheben können einzelner Gliedmaßen. Organe können stark spürbar werden; Enge oder Kloßgefühl im Hals, ganze Wirbelsäulenabschnitte machen sich bemerkbar, deutliche Reaktionen im Herzbereich, Schwere und Enge in der Brust oder erschwertes Atmen bis Atemnot. Anvisierte Gefühle können in aller Deutlichkeit erlebt werden. Die Skala der möglichen Reaktionen ist nach oben offen. Dies soll den Betrachter nicht erschrecken, sondern nur darauf hinweisen, dass Stärke und Lokalisation der eintreffenden Reaktionen nicht immer den Erwartungen des Wachbewusstseins entsprechen."

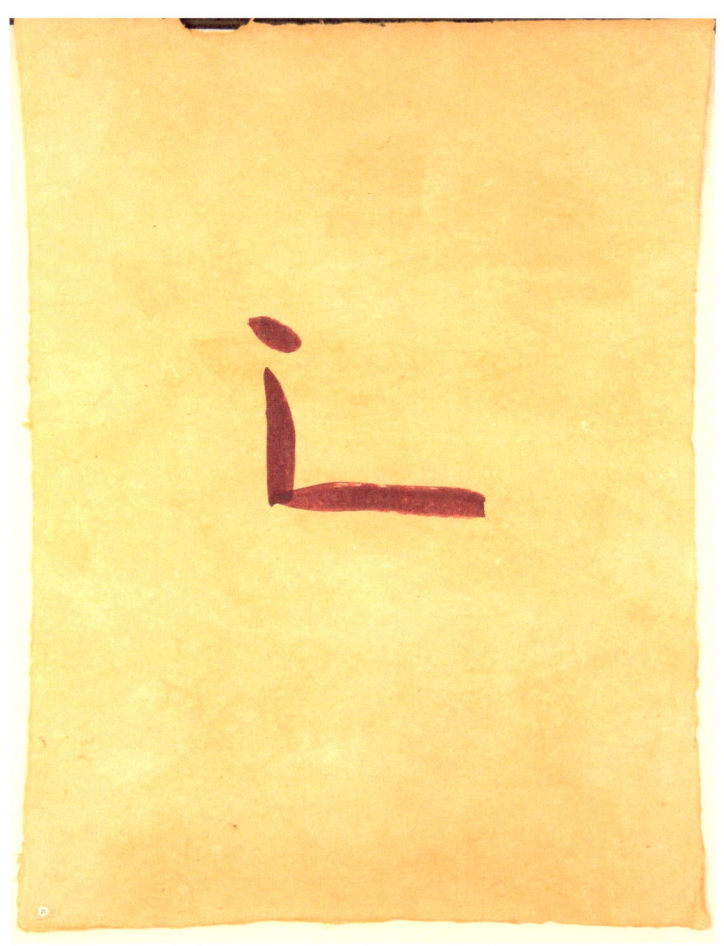

Liebe, Selbstliebe

Dieses Bild ist aktiviert.
Bitte Reaktion abwarten und ausklingen lassen.

„Wenn Ihr Euch das Bild „Liebe, Selbstliebe" anschaut und Ihr merkt auf einmal, dass Euer Herz schmerzt oder die Schilddrüse spürbar wird, der Hals sich immer mehr zuzieht, Ihr richtig Angst spürt, Ihr richtige Schmerzen in dem betreffenden Zellbereich oder Organ spürt, dann sagt Ihr: *Ich lese hier Liebe und ich will doch Liebe spüren, was macht denn das Bild mit mir? Es bereitet mir Schmerzen!*
Das Bild konfrontiert Euch mit dem, was Ihr hervorgerufen habt. Was habt Ihr mit wahrer reiner Liebe gemacht? Ihr habt Liebe vernetzt mit irgendwelchen Dingen, beispielsweise Liebe vernetzt mit Enttäuschung, Liebe vernetzt mit Misstrauen und Ihr habt Euch dadurch krank gemacht.
Alles, was das Bild macht: Es korrigiert wieder.
Korrektur heißt, dass Ihr durch die Vernetzungen, die Ihr selbst hervorgerufen habt, rückwärts wieder durchgeht.
Das bedeutet, dass Ihr die Energie, die Ihr durch das Empfinden ausgelöst habt und durch Körperorgane und Körperpartien nach außen abgegeben habt, wieder herein holt. Ihr holt Euch die Macht wieder zurück, die Ihr abgegeben habt.
Es geht um Eure Macht, nicht um Macht, andere zu manipulieren, sondern um Macht über die eigene Realität.
Das Bild ist nicht dazu da, das Gefühl der Liebe in Euch hervorzurufen, sondern es zeigt Euch nur, was Ihr mit „Liebe" gemacht habt und bringt das Gefühl auf einen neutralen Stand.
So wie wir religiös und sozial erzogen wurden, glauben wir, dass ein Anderer dafür zuständig ist, uns zu lieben. Gott muss mich lieben, mein Partner muss mich lieben.

Wenn Ihr älter als 20 Jahre seid, sucht Ihr Euch Freunde, Vereinskameraden, Lebenspartner, die die hauptsächliche Aufgabe haben, Eure bis dato erlernten Gefühle immer wieder neu aufzubereiten.

Ihr denkt, Liebe muss Euch jemand schenken.

Denkt mehr über Euch nach! Was habt Ihr mit Eurer Macht angestellt?
Ihr steckt sie in alte Emotionen, alte vergangene Dinge. Dadurch wurdet Ihr krank! Diese Dinge geschehen mit Euch, weil Ihr nie von den alten Emotionen loslasst."

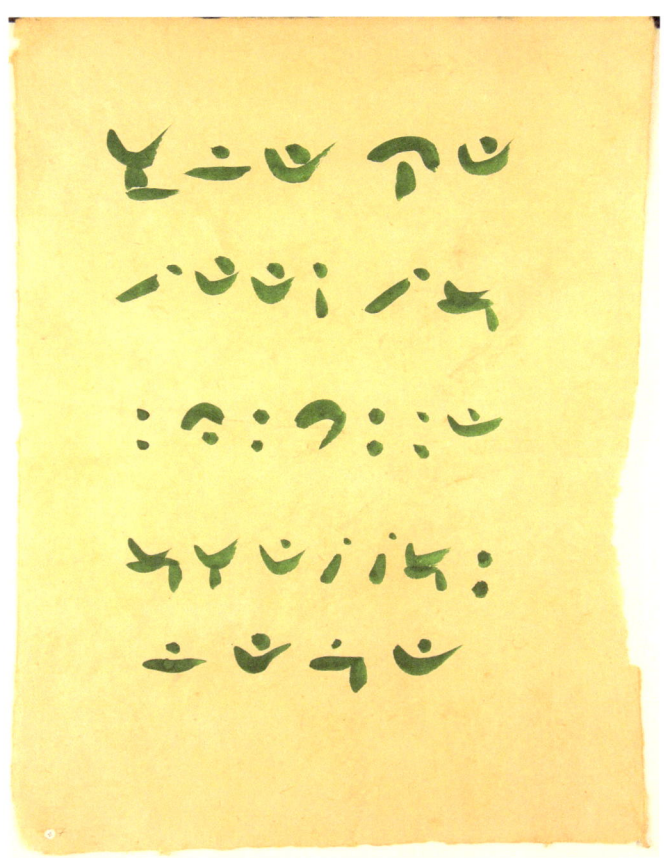

Ich liebe meine Ängste, Zukunftsangst, Angst um Arbeitsplatz, Angst krank zu werden, Angst um Kontrollverlust

Dieses Bild ist aktiviert.
Bitte Reaktionen abwarten und ausklingen lassen

„Was sind die Folgeerscheinungen eines Angstgefühls?

Könnt Ihr Euch vorstellen, dass Angst Euren Bewusstseinsfokus dermaßen manipuliert, dass Ihr Euch ständig auf ein Gefühl konzentriert, das Ihr gar nicht (so denkt Ihr zumindest) haben wollt? Jedoch genau dieses Paradox wird durch Angst erzeugt. Wir beten unsere Ängste förmlich an und wir sehnen uns danach, die angst-assoziierten Gefühle auch zu verwirklichen. Wir sorgen dafür, dass das, wovor wir uns ängstigen, auch wirklich eintrifft!

Emotionaler Turbolader Angst

In diesem Zusammenhang ist es nun verständlich, dass das, wovor wir uns ängstigen, eine Abhängigkeit, eine Sucht nach diesem Angst-generierten emotionalen Zustand hervorruft. Dadurch verhelfen wir diesem Gefühl erst zu einem realen Szenario. Zwar werdet Ihr jetzt vehement abstreiten, dass Ihr genau diese Dinge in die Welt setzt, vor denen Ihr Euch ängstigt. Aber genau so funktioniert Angst und unser realitätsbildendes Wachbewusstsein. Somit kann Angst als emotionaler Turbolader gesehen werden, der einem eigentlich unerwünschten Gefühl, egal welchem, dazu verhilft, immer wieder sehr tief erlebt zu werden. Die Erkenntnis liegt darin, dass wir einem Gefühl durch Zugabe von Angst eine dermaßen starke Gefühlstiefe geben (dies geschieht durch Veränderung von Chemie und Elektrizität in der Zelle), dass unser nach Verwirklichung strebendes Wachbewusstsein dieser emotionalen Sehnsucht nachkommen muss. Ängstigen wir uns vor Krankheit, so ist es nur noch eine Frage der Tiefe und Dauerhaftigkeit dieses durch Angst verstärkten Gefühls, bis Euer Wachbewusstsein dieser Sehnsucht Realität verleiht. Ängstigen wir uns vor Armut, so ist es eine Frage der Zeit, wann wir unter der Brücke schlafen werden.

Gefühlsfokus beobachten

Angst gibt also einem vom Grundstatus her destruktiven Gefühl eine enorme Tiefe (Gefühlsamplitude), die die eigentliche Triebfeder für die Verwirklichung dieses Gefühls ist. Konntet Ihr Euch schon einmal vorstellen, richtige Angst vor Reichtum zu haben? Wie, Ihr lacht jetzt? Habt Ihr Euch schon einmal vor dem Gesund-Sein tief geängstigt? Wie, Ihr lacht schon wieder? Dazu besteht aber überhaupt kein Grund. Denn würden wir ein konstruktives Gefühl mit derselben Tiefe wie irgendein Angst-assoziiertes Gefühl erleben, so würde sich unser gesamter Fokus auf die Verwirklichung dieses konstruktiven Zustandes ausrichten. Die Folge ist, dass Ihr das geniale Werkzeug „Gefühlstiefe", zuvor auf ein destruktives Angstgefühl gelenkt, nun aber auf ein konstruktives Gefühl fokussiert! Es ist ein ausgesprochen kranker Vorgang in unserer Gesellschaft, unsere Gefühlstiefen und Sehnsüchte fast ausschließlich nur auf die Zustände auszurichten, durch die wir Nachteile haben. Weitergeführt wird dieser destruktive ängstliche Gefühlsfokus durch fast alle Nachrichtenmedien. Es ist richtig, dass wir informiert werden, selbst über Kriege. Doch wenn kein Gegenpol, also konstruktive Nachrichten, unsere Augen und Ohren erreichen, werden sich Ängste und noch schlimmer, Sucht nach Ängsten in unserem Bewusstsein einfinden. Durch Medien-gesteuerte Bewusstseinskonditionierung sorgen wir selbst dafür, unsere Gefühlstiefe auf Dinge, Zustände, Personen zu lenken, die nicht unbedingt zu unserem eigenen Vorteil sind.

Unterm Strich: *Ihr solltet es Euch in Zukunft vielleicht einmal mehr überlegen, in welche Gefühle Ihr eine echte Tiefe investieren wollt, denn nichts richtet in der Chemie und der Elektrizität Eurer Zellen größeren Schaden an als Angst- und Suchtgefühle. Aber die gute Nachricht ist, nichts wirkt schneller auf die Gesundheit Eurer Zellen, als ein tief empfundenes neues konstruktives Gefühl!"*

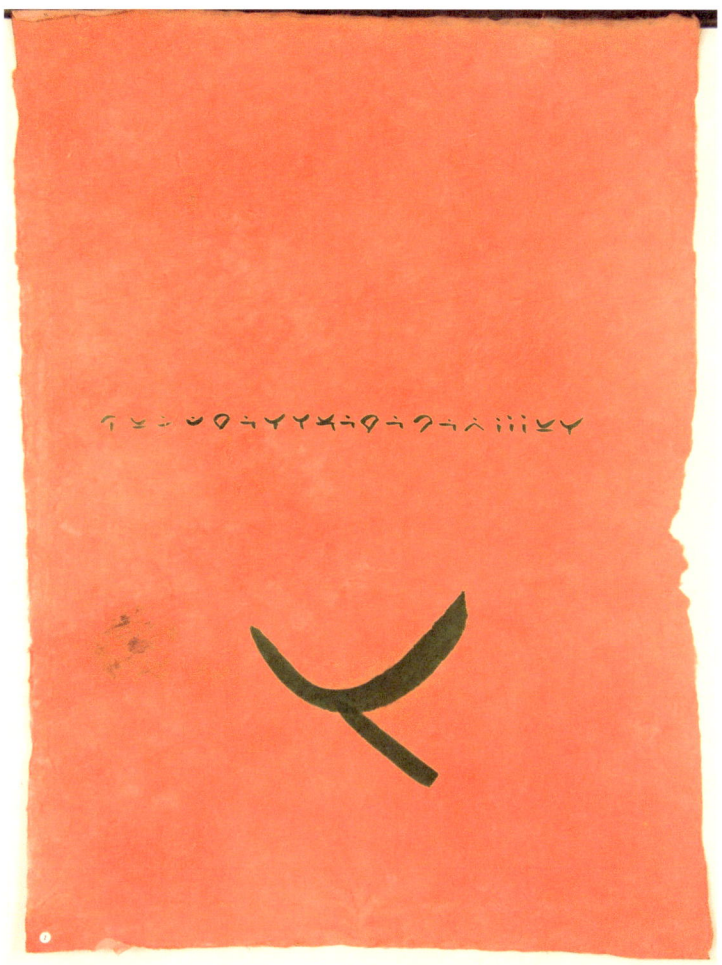

Zellernährung durch Gefühls-Chemie

Dieses Bild ist aktiviert.
Bitte Reaktionen abwarten und ausklingen lassen

„Zaubern" lernen?

Was seit Jahrtausenden von Naturvölkern praktiziert wird, um die Selbstheilungskräfte zu aktivieren, kann auch in der "zivilisierten" Welt angewendet werden. Die Verbalsprache, wie Menschen sie nutzen, hat durch die Überbewertung des Intellekts dazu geführt, dass sich das Ich-Bewusstsein zum eigenen Schaden von eigenen mächtigen, unterbewussten Verbindungen distanzierte und sogar auf Dauer davon trennte. Die Frage ist: *Wie erreichen wir die Gehirnareale und deren Bewusstseinsebenen, die dieses Potenzial der Selbstregulation bis hin zur Selbstheilung in sich tragen?*

Bernd Laudenbach prüfte und hinterfragte konsequent den menschlichen Körper und die Psyche und erarbeitete so die Communikations-Biologische Matrix, kurz COBIMAX®.

Der Mensch hat alle Voraussetzungen, die er zum „Zaubern" benötigt, in sich!
Du willst selbst „zaubern" lernen?
Du willst wie Gandalf von „Herr der Ringe" rufen: Ich bin der Diener des geheimen Feuers, ich bin der Gebieter der Flamme von Arnor!?

Dann kannst Du das auf der Erde erlernen.

Bereits ausgebildete Cobimax-Berater und Cobimax-Therapeuten stehen Dir auch gerne zur Seite.
Adressen auf Anfrage.

Was zaubert denn da?

„Quantenphysiker wie Stuart Hameroff und Roger Penrose sagen, dass unsere Realität über sogenannte Mikrotubuli permanent aufgebaut wird und wieder zerfällt. Dieser Vorgang nennt sich OOR, Orchestrierte Objektive Reduktion. So wird unser physischer Körper in jeder Sekunde 42 mal immer wieder neu aufgebaut. Diesen Vorgang macht sich Cobimax zu nutze.

Das Kleinhirnbewusstsein überprüft 42 x in der Sekunde den Inhalt des Großhirns. Dieser „Ist-Zustand" wird ständig aufgebaut und zerfällt wieder. Wenn Ihr daran glaubt, dass Ihr ein Magengeschwür habt, dann wird das 42 x in der Sekunde aufgebaut, wenn Ihr glaubt, dass Ihr Bakterien habt, dann wird das 42 x in der Sekunde aufgebaut. Der Bauplan für den Neuaufbau ist schlichtweg das, was Ihr im Großhirn gespeichert habt. Wir können mit Cobimax, das heißt, wenn wir Anschluss an das Kleinhirnbewusstsein haben, in einer zweiundvierzigstel Sekunde ein neues Programm in das Großhirn einsetzen.

Schauen wir uns das Kleinhirn einmal genauer an.
Das Kleinhirnbewusstsein, das Ihr in Eurem eigenen Dickschädel tragt, ist etwas Gigantisches.
Über unser Wachbewusstsein definieren wir unsere Persönlichkeit, unsere Ich-Persönlichkeit. Das heißt, hier im Großhirnbewusstsein sind wir alle verschieden, aber der Inhalt und die Fähigkeit des Kleinhirns ist in sieben Milliarden Menschen exakt das Gleiche.

Menschen sind schon immer, von Geburt an, verlinkt und vernetzt untereinander über dieses Kleinhirnbewusstsein. Es zeichnet jeden Gedanken auf, jedes Gefühl, alles, was je gedacht wurde und übermittelt es an den Rest der gesamten Menschheit. Es werden alle Informationen ständig ausgetauscht. Das ist unvorstellbar. Ihr glaubt, das kann Euer

Gehirn nicht? Das Kleinhirn kann es. Wir Cobimax-Anwender können alles Mögliche vom Kleinhirn zum Großhirn herunterladen.

Was COBIMAX macht: Wir holen selektiv Wissen vom Kleinhirn ins Großhirn, wo es zur Realität in unserem physischen Körper wird.

Das Kleinhirnbewusstsein ist ein autonomes Bewusstsein. Es ist ein absolut objektives, nicht-emotionales Bewusstsein. Es ist nicht subjektiv. Cobimax arbeitet mit dem Bewusstsein des Kleinhirns, das jegliche Emotionen aus dem Programm herausnimmt und nur konstruktive Veränderungen zulässt.
Subjektiv ist das Großhirn-Bewusstsein, denn es ist emotional.

Noch einmal: Das Kleinhirn-Bewusstsein sieht jeden einzelnen Menschen als eine Zelle seines Gesamt-Körpers. Nun stellt Euch einmal vor, was das für ein gigantisches Bewusstsein sein muss, das jedem Menschen zwar die Freiheit gibt, zu machen, zu tun, was er will, aber dennoch alle Menschen miteinander vernetzt.
Das Kleinhirnbewusstsein arbeitet in einer höheren Frequenz. Folglich läuft hier die Zeit auch schneller ab. Im Kleinhirnbewusstsein existieren alle Menschen gleichzeitig. Sie sind gleichzeitig tot und gleichzeitig am Leben.

Das Kleinhirn bietet Optionen und Möglichkeiten, die ins Phantastische hinein gehen. Dieses Kleinhirn ist bei Euch allen, überall, das Gleiche, besitzt die Möglichkeit und Fähigkeit alle Lebewesen miteinander zu vernetzen und Einfluss darauf zu nehmen. Deswegen heißt COBIMAX nicht nur Therapieverfahren, sondern Kommunikations- und Therapieverfahren.

Das ist nichts neu Entwickeltes, sondern etwas, womit wir auf die Welt kamen. Leider ging in der Wissenschaft dieses Wissen weitgehend verloren.

Das Kleinhirn hat Zugang und Zugriff auf die Steuerung des UV-Lichtes in unserem Körper. Die Frequenz dieses Ultraviolett – Lichtes baut über die Mikrotubuli die Zellen des gesamten Zellapparats, alle Organe, den gesamte Organismus permanent wieder auf. Die Frequenz dieses Lichtes lässt beispielsweise die Mikrotubuli in einer bestimmten Frequenz oszillieren, schwingen.
Wir brauchen für COBIMAX alle drei Gehirnteile, Großhirn, Mittelhirn und Kleinhirn.
Im Großhirn wird nur die Befehlsgebung ausgeführt, aber ganz andere Gehirnteile werden durch COBIMAX aktiv.
Rechte und linke Gehirnhälfte haben die Aufgabe, das Überleben unseres physischen Körpers auf dieser Zeitebene zu sichern.
Unser Ich-Bewusstsein hat es gelernt, dass wir uns reduzieren, unser „Ich" ausschließlich auf das Großhirn reduzieren. Das mag in Ordnung sein, aber das ist nicht die ganze Welt. Es gibt noch wesentlich mehr.

Das Bewusstsein des Großhirns (Persönliches Ich) bezeichne ich als statisch intelligent. Dieses Gehirn besitzt nur die Fähigkeit, die Kapazität, vorwiegend eigene nichtautonome Abläufe zu steuern. Wenn ich im Äußeren etwas tun will, muss ich Anweisungen geben, d.h. diese Intelligenzform ist im Großhirn gefangen, sie kann nicht nach außen, sie kann nur Einfluss nehmen auf Körpereigenes.

Das Kleinhirnbewusstsein bezeichne ich als dynamisch intelligent. Diese Intelligenzform hat keine Absperrung. Diese Intelligenzform hat die Möglichkeit außerhalb des eigenen Gehirns und außerhalb des eigenen Körpers zu kommunizieren. Sie kann das über bestimmte Sende- und Empfangsteile machen.

Im Mittelhirnbereich liegt die Hypophyse und diese besitzt die Fähigkeit, Signale zu erzeugen und diese zielgerichtet auf eine Person zu lenken, wobei wir im Äußeren noch nicht einmal wissen, wo sich diese Person gerade aufhält.

Die primäre Kommunikationsmethode, wie unterschiedliche Gehirnteile miteinander kommunizieren, verläuft über Bilder. Wenn ich mich mit Euch unterhalte, versteht Ihr mich, wenn wir die deutsche Sprache sprechen, weil wir uns auf Begriffe wie Stuhl, Tisch etc. geeinigt haben. Laute werden zu Bausteinen für Wörter und Sätze. Auch wenn das Wort gehört wird, habt Ihr von diesem Gegenstand eine Vorstellung, ein Bild.
Für jedes Wort und für jeden Satz im Zusammenhang habt Ihr synaptische Verbindungen, habt Ihr unendlich viele Informationen. Diese Informationen könnt Ihr auch nur verstehen, weil all diese zu Bildern im Stirnlappen des Großhirns geformt werden.

Ich wollte eine Sprache finden, die alle Menschen gleichsam verstehen können. Das wollte ich schon seit meinem neunten Lebensjahr. Es musste eine Kommunikationsform geben, die alle Menschen miteinander vernetzt, egal welche Sprache sie sprechen. Es gibt sie schon immer, nur sind wir nie darauf gestoßen, wie einfach das Ganze funktioniert. Verbalkommunikation, so wie wir sie die ganze Zeit nutzen, funktioniert ganz einfach. Ich spreche ein Wort aus, Ihr versteht das Wort, weil Ihr die gleiche Sprache gelernt habt und weil wir die gleiche Sprache nutzen. Dieses Wort, was ich ausspreche, kommt bei Euch im Ohr als akustisches Signal an, wird umgewandelt in ein elektrisches Signal und dieses wird aufgrund Eurer Verknüpfungen, beispielsweise alles was Ihr gesammelt, was Ihr je gelernt, gesehen, empfunden habt, verbunden mit dem Stirnlappen.
Unser Stirnlappen ist etwas, was uns von den Affen unterscheidet. Es ist ein bildgebendes Gehirnteil. Hier wird alles, was ich zu Euch spreche, in Bilder umgeformt, deswegen könnt Ihr mich verstehen. Deshalb funktioniert Sprache, weil wir einen Stirnlappen haben, der letztendlich die Kommunikationssignale in Bilder umwandelt.

So hat unser Großhirn eine direkte Verbindung zu unserem Stirnlappen.

Wenn Ihr abends ins Bett geht, spätestens um 23 Uhr, und macht die Augen zu, dann beginnt Eure Epiphyse und Teile Eurer Augen Serotonin, das Wachhormon oder Wach-Neurotransmitter in Melatonin umzuwandeln. Zwei bis zweieinhalb Stunden Vorlaufzeit braucht Melatonin, um in die eigentlich wichtige Kommunikationsdroge umgewandelt zu werden, in Pinolin.
Pinolin ist relativ unbekannt. Wenn Ihr im Tiefschlaf seid, im sog. Rapid-Eye-Movement-Schlaf, und zwar exakt zwischen ein und drei Uhr Winterzeit, beginnt Pinolin das Großhirn zu überschwemmen. Das Großhirnbewusstsein wird also in Pinolin eingetaucht, eingehüllt, weil Euer Kleinhirnbewusstsein elektrische Signale an die Großhirnrinde sendet, die verstanden werden müssen. Pinolin wandelt elektrische Signale in bildgebende Signale um. Ihr nennt das schlichtweg einfach „Traum". Die Träume exakt in der Zeit zwischen ein und drei Uhr haben unwahrscheinliche physische wie psychische Korrekturaufgaben.

Wenn wir mit Cobimax arbeiten, dürfte den meisten schon aufgefallen sein, dass mindestens die Hälfte aller Reaktionen ein häufiges Gähnen ist, weil hierbei im Wachzustand sehr viel Pinolin durch die Epiphyse freigesetzt wird.

Unser Kleinhirn hat also auch einen eigenen Zugang, seine eigene Verbindung zum Stirnlappen. Es kann über das Großhirn Bilder zum Stirnlappen aufbauen, es muss aber nicht über das Großhirn gehen.

Wir Cobimax-Anwender formulieren im Großhirn einen Gedanken, beispielsweise: Magenschleimhautentzündung, wir schicken das Bild ans Kleinhirn, dieses überprüft, ob eine Magenschleimhautentzündung vorhanden ist. Wenn dies der Fall ist, setzt das Kleinhirn über unseren Stirnlappen ein Bild ein, dass keine Magenschleimhautentzündung vorhanden ist. Und das bei vollem Wachbewusstsein! Es werden einfach nur Bilder ausgetauscht.

Die Pixel, die das Kleinhirn an den Stirnlappen schickt, sind wesentlich höher und feiner, als das was unser Wachbewusstsein an den Stirnlappen schickt.

Wir haben also zwei unterschiedliche Gehirnteile, die den Stirnlappen bedienen können und die Realität im Wachbewusstsein erzeugen.

Das Wachbewusstsein selbst erzeugt Realität, indem es Wahrnehmungen und Erfahrungen macht, die über den Stirnlappen gespeichert werden.

Das Kleinhirnbewusstsein selbst kann aber über das, was im Großhirn gespeichert ist, neue Bilder über Eure Vergangenheit legen. Ihr habt über Euer eigenes Kleinhirnbewusstsein die Möglichkeit Vergangenheit, Zukunft, alles Mögliche zu verändern. Das Kleinhirnbewusstsein lebt in einer völlig anderen Zeit. Es lebt im „Jetzt". Vergangenheit ist nicht zwingend statisch. Durch unsere Methode besitzen wir die Fähigkeit Vergangenheit zu verändern.

Wir können Technologie aus der Zukunft in unser Wachbewusstsein herunterladen.

Wir haben in unserem Lehrgangsordner unter Cobimax-Apotheke eine Auflistung altägyptischer Medizin, die mehr als 13.000 Jahre zurückliegt. Es sind Kräutermischungen benannt über Pflanzen, die heute überhaupt nicht mehr existieren. Wissenschaftler, die sich damit befassen, haben festgestellt, dass sie diese Mischungen nicht mehr herstellen können, da die Pflanzen ausgestorben sind. Irgendein damaliger Mediziner oder Heiler hat diese Mixturen in den sogenannten Papyri niedergeschrieben. Papyrus Ebers beinhaltet über 800 verschiedene Kräutermixturen für die unterschiedlichsten Erkrankungen, beispielsweise die Rezeptur Numero 477 bei Leberleiden. Teile dieser Leberkräuter sind nicht mehr alle verfügbar, weil die Pflanzen, die es damals gab, heute ausgestorben sind.

Euer Kleinhirnbewusstsein kann an dem Menschen, der das aufgeschrieben hat, einfach andocken und stellt diese Mixtur über Eure Mikrotubuli im wahrsten Sinne des Wortes zur Verfügung. Wir können benötigte Stoffe, die wir vorher nicht im Körper hatten, über das Kleinhirn durch eine sogenannte Elektronendifferenzierung herstellen lassen.
Das Kleinhirn hat sehr viele Fähigkeiten.

Was es bedeutet, ein Cobimax-Anwender zu sein

„Wir Cobimax-Anwender müssen verstehen, dass wir durch den „cobimaximierten" Anschluss an unser Kleinhirn direkten Zugang zu einer höheren Instanz, dem Kleinhirnbewusstsein, haben.
Jeder Gedanke, der eine Korrekturabsicht beinhaltet und damit eine Verbesserung des biologischen Organismus unseres Gegenübers bedeutet, wird sofort von dessen Kleinhirnbewusstsein aufgegriffen und dieses lässt unter seiner Kontrolle einen Korrekturvorgang über die Mikrotubuli durchführen.

Eine vorsätzliche oder unbeabsichtigte Schädigung eines anderen Organismus ist mit dem Cobimax-System nicht möglich, da ein höheres Bewusstsein, das absolut neutral ist, nämlich das Kleinhirnbewusstsein, entscheidet, ob eine Cobimax-Eingabe durchgeführt wird oder nicht. Somit kann dem Cobimax-Anwender auch kein Fehler unterlaufen.

Die Frage der Ethik taucht auch immer wieder auf. Jeder Cobimax-Anwender muss auf seine eigenen ethischen Grundsätze zurückgreifen. Bei einem Hilfesuchenden ist es klar, dass wir auf dessen Wunsch zielgerichtet intervenieren können."

Wie wird man ein Cobimax-Anwender?

Cobimax-Initiierung durch Bernd Laudenbach

„Ihr habt als kleines Kind entschieden, daran zu glauben, was die Erwachsenen sagten, und dann habt Ihr die Fähigkeiten Eurer Gehirnteile nicht mehr genutzt. Wenn Ihr aber die Verbindung zwischen den Gehirnteilen nicht mehr nutzt, atrophieren diese Verbindungen, das heißt, sie werden weniger, dünner, unbrauchbar.
„Cobimaximieren" ist ein physiologischer Vorgang.
Mit Wissen kann ich mich über Euren Glauben weit hinwegsetzen und ich verschränke Euch mit einer Realität Eurer selbst, in der Ihr das „Cobimaximieren" noch nie verlernt habt. Ihr steht auf und könnt es einfach.
Je besser ich mein Wissen und mein Können weitergebe, um so mehr komme ich voran. Ihr bekommt von mir das Beste an Ausbildung."

So wie die Krankheit in unserem Körper steckt, ist auch die Lösung in ihm enthalten.
Bernd Laudenbach

Kontaktdaten

Cen-Tooh, der Sanftmütige : www.connectdoor.de

COBIMAX, Bernd Laudenbach: www.cobimax.com
Frankurter Str. 43
36391 Sinntal-Altengronau
Tel. 06665 918688
E-Mail: bernd.laudenbach@cobimax.com

COBIMAX, Inge Friedrich
Hähnleiner Str. 4
64673 Zwingenberg
Tel. 06251 984331
E-Mail: inge.friedrich@cobimax.com

Ulrich Kübler
COBIMAX-Berater
Sonnenrain 1
53757 Sankt Augustin
Tel. 02241 345230
E-Mail: ulrich.kuebler@email.de

Bilder:
Tür: © *basketman23 - Fotolia.com*
Cen-Tooh: © *HitToon.com -Fotolia.com*

Weitere Themen der Connectdoor-Serie:
„Zugang zu einer anderen Dimension"
mit cobimaximierten Bildern:

Rund um Bakterien, Viren & Co.
Stress / Erfolg